ESSAI DE CLASSIFICATION

DES

MALADIES MENTALES

PAR

M. BAILLARGER,

MÉDECIN DE L'HOSPICE DE LA SALPÊTRIÈRE,

Membre de l'Académie de Médecine.

(Leçon faite à la Salpêtrière, le 9 avril 1854.)

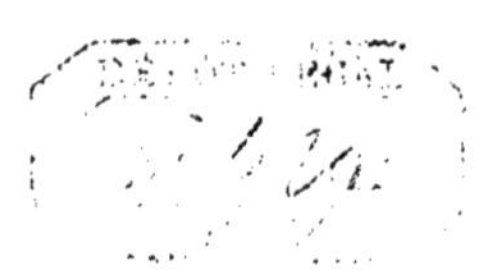

PARIS,

LIBRAIRIE DE VICTOR MASSON,

Place de l'École de Médecine, 17.

1854

ESSAI DE CLASSIFICATION

DES

MALADIES MENTALES.

(PREMIÈRE LEÇON.)

SOMMAIRE :

Essai d'une classification pratique ; inconvénients des classifications psychologiques.—Signification des mots : *folie, délire, aliénation.* Nécessité de distinguer deux éléments dans la folie : 1° la lésion de l'intelligence ; 2° la perte de conscience de cette lésion. — Définition de la folie. — La folie ne peut être partielle ou générale. — Le premier élément, la lésion de l'intelligence peut seul s'étendre ou se limiter.— Importance différente des deux éléments au point de vue médical et au point de vue légal. — Tableau de la classification et explication justificative des divisions y établies. — Pathologie générale : *Lésions élémentaires*, lésions partielles : conceptions délirantes, impulsions insolites et hallucinations. Lésions générales : excitation, dépression. Lésions primitivement partielles, mais tendant à se généraliser : dissociation des idées, abolition des facultés. — Pathologie spéciale : explorer d'abord l'état général de l'intelligence, rechercher ensuite les lésions partielles. *Monomanie*, sens qu'il faut donner à cette dénomination ; *Mélancolie*, simple ou complexe, mélancolie avec stupeur ; *Manie ; Folie à double forme.* — Formes curables et incurables : Démence incohérente, démence simple, formes mixtes. — Folies par causes spécifiques : *Delirium tremens*, etc.— Folies liées à d'autres affections cérébrales ou symptomatiques de ces affections; les lésions générales des mouvements entraînent souvent à leur suite des lésions de l'intelligence. — La proposition inverse a été admise à tort. — *Paralysie générale, épilepsie, hystérie, chorée*, etc.— Appendice : *Idiotie* et *Crétinisme*. — Méthode pour l'examen clinique des malades. — Plan du cours : Leçons dogmatiques ; leçons cliniques.

MESSIEURS,

Dans cette première leçon, j'ai le dessein de vous exposer un essai de classification des maladies mentales. Je me suis efforcé de rendre cette classification aussi pratique possible, et de vous fournir une méthode qui vous serve de guide auprès des malades. Pour être plus sûrs de son application, nous en ferons l'épreuve sur plusieurs aliénées que nous interrogerons après la leçon.

Si, comme vous le savez, messsieurs, les classifications pathologiques en général sont si difficiles, qu'en sera-t-il en particulier de celles des maladies mentales, si variées, si mobiles, si sujettes, comme toutes les névroses, à mille transformations subites ou successives. Les médecins aliénistes qui s'en sont spécialement occupés, et tous ont eu, plus ou moins, l'amour-propre de le faire, se sont trop souvent placés pour cela à un point de vue psychologique, édifiant leurs classifications d'après l'examen des lésions élémentaires de l'intelligence.

Eu égard à la théorie, ces classifications ont sans doute leur valeur et leur mérite ; mais remplissent-elles aussi bien le but clinique ? j'en doute. D'abord elles sont d'une application difficile auprès du malade ; ensuite, pour s'en servir, il faudrait voir du point de vue ou avec les yeux de leurs auteurs.

Qu'il me soit permis de vous citer un exemple de ces difficultés d'application : Il y a six mois, la question de classification, dans la science qui nous occupe, devint le sujet des discussions de l'assemblée la plus compétente, sans contredit, en cette matière. La Société Médico-Psychologique, c'est d'elle dont nous voulons parler, se compose, en effet, de membres, tous plus ou moins occupés de l'étude des maladies mentales ; j'avais à discuter la classification proposée déjà depuis longtemps par un de mes collègues des hôpitaux, M. Delasiauve, et d'après laquelle les aliénations mentales sont divisées en aliénations *intellectuelles* ou générales, et en aliénations *sentimentales* ou partielles.

Or, la seule objection que j'aie présentée contre cette classification en apparence si simple est celle-ci :

Au premier rang des aliénations intellectuelles, ai-je dit, vous placez la manie. Mais voici la définition qu'en donne un professeur célèbre et justement estimé, M. Guislain, « c'est, dit-il, une maladie du moral, apyrétique, irrésistible dans laquelle il y a exagération d'une ou de plusieurs fonctions phréniques, caractérisée le plus souvent par un état d'agitation ou parfois par une manifestation de passions actives ou violentes. »

Ainsi le genre de folie que vous considérez comme le type des aliénations intellectuelles est précisément celui que M. Guislain regarde comme une aliénation morale.

Par opposition, cela devait être, les aliénations sentimentales ou partielles du médecin de Paris sont presque toutes rangées, par le professeur de Gand, dans la classe des délires, lesquels sont surtout caractérisés par un trouble *des idées*.

Il me suffit de signaler ici, messieurs, ce fait d'appréciation contradictoire pour en tirer la conclusion naturelle qui semble en résulter : quand deux hommes, qui ont voué toute leur vie à l'étude exclusive de l'aliénation mentale, peuvent prendre ainsi l'un pour le moral ce que l'autre prend pour l'intellectuel, de manière à les substituer, ou plutôt à les confondre, que voulez-vous que puisse faire un médecin qui n'aura étudié l'aliénation que comme une branche accessoire de la médecine? Que fera surtout le praticien lorsqu'il sera appelé à se servir de ces classifications, auprès d'un aliéné?

Voilà, dis-je, l'inconvénient selon nous des classifications les plus simples lorsqu'elles sont faites d'après les données seules de la psychologie.

Hier encore, je vois l'annonce d'un Tableau analytique des maladies mentales par un médecin belge; j'ai hâte de me le procurer et de le consulter; mais ce sont encore les mêmes principes de division qui ont présidé à sa conception; je lis en effet que les lésions de l'entendement peuvent être divisées en cinq classes :

Lésions 1° de la réceptivité sensitive; 2° de la réceptivité morale; 3° de l'activité intellectuelle; 4° de l'activité volontaire; 5° des instincts.

J'ai le droit de le dire par expérience, messieurs : avec de semblables classifications on peut rester fort embarrassé en face d'un malade; et pourtant, le malade, c'est là notre but.

Avant de vous exposer la classification que je crois la plus utile pour la pratique, il me semble indispensable à une étude régulière de vous préciser d'abord ce qu'il faut entendre par les mots : *Folie*, *Délire* et *Aliénation mentale*, etc. J'appuierai mes explication sur des faits pour être mieux compris.

Il n'est pas rare, lorsqu'un aliéné guérit, de lui

voir conserver un reste de sa maladie. Ainsi, nous avons en ce moment un exemple très-curieux de ce genre. Une femme qui a été complétement aliénée pendant sept ou huit mois, est guérie depuis plusieurs années et remplit dans la maison, avec beaucoup d'aptitude, un service assez difficile. Néanmoins, elle conserve un symptôme très-grave de son affection primitive. Elle reste sujette à des hallucinations de l'ouïe; mais en se rendant parfaitement compte du phénomène qu'elle éprouve. Ce qui me fait dire que, n'étant plus folle ni aliénée, elle est néanmoins atteinte d'une lésion grave de l'intelligence.

J'avais besoin de ce petit préambule pour procéder plus régulièrement. Nous verrons bientot quand et comment l'aliénation mentale se distingue des lésions isolées de l'intelligence et sur quoi on peut fonder la véritable définition de la folie.

Conservons l'exemple de cette femme, et cherchons ce qu'il y avait de plus ou de moins chez elle lorsqu'elle était folle, et ce qu'il y a de changé depuis qu'elle ne l'est plus?

Quand elle était folle ou aliénée, elle n'avait pas conscience que son entendement était lésé, elle ne se rendait pas compte des erreurs de son état, elle ne les appréciait pas, ou elle les tenait pour des réalités; en un mot, cette femme était trompée par sa maladie.

Ce qu'il y a de changé aujourd'hui, ou ce qui fait qu'elle n'est plus aliénée, c'est qu'elle juge tout différemment, c'est qu'elle pense de ses hallucinations actuelles ce qu'en pense le médecin lui-même ; elle les juge et les reconnaît pour des sensations sans objet ; en un mot, la malade se sait malade, cela suffit pour qu'elle ne soit plus folle.

J'ai lu récemment, messieurs, dans la relation d'un voyage dont l'auteur ne croyait peut-être pas définir la folie par son caractère pathognomonique le plus profond, que « *la folie est une infortune qui s'ignore elle-même.* » Rien n'est plus vrai, et c'est là, à mon avis, une très-bonne définition ; la science peut l'adopter au mot près d'*infortune*, qui n'est pas très-médical, mais que vous remplacerez facilement par un autre mieux approprié.

En attendant, demeurons fixés sur ce point, que la lésion de l'intelligence et la perte de conscience de cette lésion sont deux faits très-distincts, et qu'il les faut tous les deux pour constituer une véritable aliénation mentale.

On pourrait, il est vrai, faire une objection et dire qu'il existe des malades ayant une parfaite connaissance de leur état et qui n'en sont pas moins des aliénés. Cela est vrai pour les personnes sujettes à ce que nous appellerons des *Impulsions insolites ;* elles sont, en effet, poussées malgré la connaissance ou la conscience de leur affection à des actes de violence contre les autres et contre elles-mêmes ; ce sont des mouvements passionnés qu'on connaît, qu'on improuve, qu'on voudrait réprimer et auxquels cependant on cède, malgré toute la résistance opposée à leur exécution. En d'autres termes, la volonté de ces malades est impuissante et elle est vaincue; mais le sujet reste si bien conscient de sa maladie, que c'est sur elle qu'il s'excuse, ne pouvant mieux, des actes auxquels il est, dit-il, entraîné malgré lui.

Dans notre première distinction nous avons vu que la folie vient de la perte de conscience, dans celle-ci nous voyons qu'elle proviendrait de l'impuissance de la volonté. Les impulsions insolites ne suffisent pas d'ailleurs pour constituer la folie, et je vous dirai, dans une des leçons suivantes, l'histoire intéressante d'un homme qui lutta pendant vingt années contre l'impulsion à tuer une mère tendrement aimée. Cet homme s'éloigna de son pays pour se mettre à l'abri du danger qui le menaçait. Ce ne fut qu'après vingt ans que cette impulsion au meurtre finit par dominer les efforts de la volonté. Le malade se sentant vaincu demanda alors à être attaché. Dès ce moment il y avait folie.

Jusque-là les facultés volontaires étaient gravement altérées mais le malade n'était pas aliéné.

Ainsi, les lésions de l'intelligence et de la volonté sont si distinctes de la folie ou de l'aliénation, que ces lésions peuvent exister sans qu'il y ait aliénation ou folie.

Ces distinctions nous apprennent d'ailleurs que la folie a deux sources : la première qui consiste dans la perte de conscience des lésions de l'entendement, l'autre dans l'impuissance à dominer certaines impulsions. Maintenant, que la folie provienne de l'une ou de l'autre source, le résultat pour le sujet affecté est le même; il reste privé de son libre arbitre; car folie et liberté sont deux termes qui s'excluent. L'aliéné devient par le fait incapable de se diriger lui-même, incapable de gérer ses affaires, incapable d'actes de responsabilité personnelle. Aussi tombe-t-il sous une législation spéciale, dont nous étudierons un jour les principales dispositions.

Nous venons, messieurs, de préparer une définition de la folie : il résulte en effet des distinctions que je viens d'établir, que la folie est la *privation du libre arbitre par suite d'un désordre de l'entendement.*

Il est important de remarquer pour cette définition que le libre arbitre représente à la fois l'intégrité de la conscience et de la volonté.

Jusqu'à présent on n'a pas assez distingué dans la folie deux éléments très-différents : la lésion d'une part, la perte de conscience de l'autre.

Esquirol, par exemple, définissait la folie une maladie apyrétique, ordinairement de longue durée et caractérisée par des désordres de l'intelligence, de la sensibilité et de la volonté.

Georget, l'un des élèves les plus distingués d'Esquirol, insiste particulièrement sur le caractère essentiel de folie, à savoir la lésion des facultés; il semble même pour lui qu'il suffise de ces lésions pour constituer l'aliénation, toute l'aliénation.

Mais ces lésions, ces désordres des facultés qui sont à la vérité comme la matière de la folie, ne la constituent pas, puisqu'ils sont compatibles, ainsi que nous l'avons vu, avec la conscience et la libre volonté. Il n'est pas possible que l'homme soit fou et responsable; or, cela serait ainsi si la définition de Georget était juste. Répétons-le donc, le fait caractéristique sur lequel la définition de la folie doit être fondée, c'est la perte de conscience et l'impuissance du pouvoir volontaire du sujet.

Partant de là, comme d'un point fixe, je puis ajouter que le mot folie ne devrait pas, à notre avis, signifier les maladies particulières de l'entendement ou de la volonté, tant qu'elles ne sont que cela, c'est-à-dire tant qu'elles n'ont pas abouti ou qu'elles ne sont pas associées à l'affection générale de la raison, qui apprécie les unes et domine dans les autres. En un mot enfin, tant qu'il y a appréciation et domination raisonnées il n'y a pas folie. Ce point est arrêté, passons à un autre.

Les auteurs ont encore divisé l'aliénation en partielle et en générale. Eh bien, vous allez voir que cette division s'accorde mal avec les idées que je viens de vous exposer. En effet, est-ce que la folie telle que nous venons de la déterminer est susceptible d'un plus ou moins dans ses limites? est-ce qu'on peut être plus ou moins fou, fou à demi, plus fou qu'un autre fou? Non, messieurs, on est fou ou on ne l'est pas, comme on est libre ou on ne l'est pas; comme on a conscience ou on ne l'a pas, comme on domine ses actes ou ne les domine pas.

Si la folie consistait dans la lésion ou le désordre des facultés intellectuelles et volontaires, on serait dans le vrai en la divisant en générale ou en partielle, car ces lésions peuvent être circonscrites à telle de ces facultés, ou les comprendre presque toutes dans leur généralité; mais c'est contre une semblable conception de la folie que nous nous sommes prononcé, et nous y persistons, car la folie est une ou elle n'est pas.

Je puis admettre tout au plus que la folie soit complète ou incomplète, entendant par le mot *complète* l'annulation totale de la raison, et par le mot *incomplète* cet état de vague ou d'interruption momentanée de la raison, qui constitue quelque chose d'analogue à la situation mentale de l'individu qui rêve dans un demi-sommeil, ou qui cède un instant à l'illusion ou à l'impulsion désordonnée pour reprendre aussitôt son empire sur ses facultés.

Voilà tout ce que je puis accorder; mais en résumé, répétons-le, il y a dans la folie deux éléments distincts : la lésion de l'intelligence d'abord et puis la perte de la conscience de cette lésion, ou l'impuissance de la volonté. Je n'ai pas besoin de vous dire lequel de ces deux éléments est le plus important pour le médecin : c'est la lésion. Quand vous aurez guéri celle-ci, vous êtes bien près d'avoir guéri votre malade.

De même que l'hallucination, par exemple, après avoir été plus ou moins longtemps appréciée par le sujet comme une erreur des sens, finit par vaincre la raison et détruire la conscience, de même si vous guérissez l'hallucination, vous pouvez espérer, que la conscience et la raison reviendront à leur intégrité.

Pour le magistrat il n'en est pas de même, et vous

concevrez que pour lui l'élément principal soit la perte de conscience ou de puissance sur soi-même. C'est en effet le défaut de libre arbitre ou de responsabilité qui place l'homme fou sous une juridiction différente de celle qui régit l'homme sain. Le point de vue du magistrat et celui du médecin sont donc bien différents, mais à eux deux ils font le point de vue général auquel il faut nous placer au moins pour une véritable définition de la folie.

Voilà, messieurs, comment je comprends la folie et comment il me semble qu'on pourrait la comprendre.

Disons encore en passant la valeur de quelques dénominations dont on se sert usuellement dans l'étude des aliénations mentales.

Le mot *Délire*, que vous trouverez dans tous les auteurs, est généralement employé comme synonyme de folie, mais avec cette différence qu'on l'applique en même temps et plus particulièrement aux perturbations de l'intelligence liées aux affections aiguës du cerveau. Il vous sera aisé de faire la distinction des cas où ce mot rentre dans la science proprement dite de l'aliénation mentale.

L'expression elle-même d'*Aliénation mentale* est encore synonyme de folie, cependant elle a une extension littéraire plus grande, puisqu'elle comprend l'*Idiotie* qu'on ne saurait faire entrer dans la folie. L'idiotie en effet, vous le savez, est la privation congéniale de l'intelligence. Les idiots ne sont pas fous, on pourrait même dire qu'ils ne sont pas malades en ce sens qu'ils n'ont rien perdu n'ayant jamais possédé. Ils sont, par rapport à l'entendement, ce qu'est celui qui, par rapport au corps, vient au monde avec un membre ou un organe de moins.

Plus large que le mot *Folie*, en ce sens qu'elle comprend l'idiotie, l'expression *Aliénation mentale* a l'avantage encore de mieux signaler le fond même de la maladie qui nous occupe. Le verbe *alienari*, qui est sa racine étymologique, signifie cesser d'être maître de quelque chose, cesser de la gouverner. C'est le cas de nos malades, nous l'avons vu dans la définition même de la folie : ils cessent en effet de diriger leurs facultés intellectuelles et de gouverner en maîtres leurs actes volontaires; ils sont sujets au lieu de dominer, ils sont passifs au lieu d'être actifs; c'est pourquoi le mot *Aliénation* doit être pris par nous dans le sens absolument passif.

On a fait dériver aussi le mot *Aliénation* de l'adjectif *Alienus*, étranger. Le mot est encore juste en cette signification. L'aliéné n'est-il pas étranger à lui-même, sait-il ce qui se passe chez lui, a-t-il une personnalité valable? Dans les deux acceptions, le mot *Aliénation* exprime donc convenablement ce qu'il désigne, et l'expression d'*Aliénation mentale* est préférable à cet égard au mot *Folie*.

J'arrive enfin à l'ordre ou au plan d'enseignement que je me propose de suivre dans le cours de ces leçons. Il me semble que vous saisirez mieux quand vous saurez comment nous devons procéder dans la science qui fait ici notre objet d'étude.

Jusqu'à nos jours, j'en appelle à la mémoire de ceux d'entre vous qui ont lu les traités généraux de nos auteurs, l'étude de la folie, en conséquence de la division même que nous avons critiquée, a été faite sous les deux titres d'histoire générale et d'histoire particulière ou des formes diverses de l'aliénation mentale. Pour beaucoup d'auteurs, l'importance scientifique est toute passée du côté de l'histoire générale, au préjudice de l'histoire plus pratique des formes. Ainsi, dans le traité de Georget, nous trouvons en moins de vingt pages toute la description de l'idiotie, de la manie, de la monomanie, de la mélancolie, de la stupidité et de la démence. Voyez les articles *Folie* des Dictionnaires de médecine les plus récents ; même préférence de l'histoire générale, même négligence de l'histoire partielle des formes variées de la folie. Une pareille méthode d'exposition est sujette à de graves objections.

Comment tracer, en effet, l'histoire générale de l'aliénation sans s'exposer à toutes sortes de contradictions qui en altèrent l'homogénéité nécessaire? Aussi lirez-vous dans le même auteur que la folie a pour symptôme une grande exaltation des facultés et une profonde dépression des mêmes facultés; qu'elle est caractérisée par des désordres très-limités et très-étendus de l'intelligence.

S'agit-il de la marche de la maladie? vous lirez dans le même traité que la folie est essentiellement continue, intermittente, remittente, périodique, etc. Toutes les lésions y ont passé, tous les types y passeront, et l'histoire générale de la folie n'est plus que la réunion des éléments et des caractères contradictoires, puisqu'on trouve souvent les indications les plus différentes.

Ainsi partout la discordance et nulle part la conception homogène, et cela tient à la nature même du sujet; cela provient, dis-je, de ce qu'on envisage la folie comme une seule entité pathologique, tandis qu'en réalité, c'est la réunion de formes morbides très-différentes quoiqu'ayant entre elles des points de contact, comme toutes les névroses ont des points de contact. On peut assurément étudier les *vésanies* d'une manière générale et cette étude ne manquera pas de rapprochements importants, mais il faut savoir la restreindre à certains points parmi lesquels je me bornerai à signaler, par exemple, l'influence de l'hérédité.

Il faut donc bien distinguer l'aliénation conçue d'une manière abstraite ou générale, comme il est permis aux philosophes et aux magistrats de la définir, de l'aliénation qu'il est donné au médecin d'observer, de connaître et de soumettre à un traitement particulier. En un mot, vouloir faire une histoire de la folie en général avec les signes ou les types qui en caractérisent les diverses formes, c'est s'exposer à toutes les contradictions que nous avons notées dans les auteurs. Et puis, où est l'utilité pratique qui doit être notre but à nous?

Nous avons donné de la folie la notion et la définition générales que nous devions en donner pour bien commencer par le commencement, il n'en faut pas davantage, et cela doit suffire dans un cours qui se fonde sur la clinique comme le nôtre, et vise avant tout à l'utile, ce qui est la fin de tout enseignement.

Pour nous, en conséquence, ce cours sera divisé en deux parties : l'une relative à la pathologie générale, l'autre à la pathologie spéciale de l'aliénation. Je m'empresse de dire que celle-ci méritera de notre part plus de développement que celle-là.

1° Dans la pathologie générale nous étudierons ce qu'on appeler les lésions élémentaires, celles qui, réunies entre elles, se trouvent au fond des diverses formes de l'aliénation. C'est d'ailleurs ainsi qu'on procède dans tout autre ordre de maladies. Quiconque veut bien se préparer à l'étude des affections de poitrine doit s'appliquer préalablement à l'examen isolé des différents symptômes fournis par la voix, la toux, l'expectoration, etc. L'étude des lésions élémentaires de la folie sera pour nous un travail analogue.

A la pathologie générale de l'aliénation revient aussi l'étude de la physiologie pathologique ; il faut bien connaître la manière dont les phénomènes morbides se produisent dans les lésions des facultés comme dans les lésions organiques. Ce travail, à notre sens, est préparatoire de la clinique : vous comprenez en effet qu'il nous faudrait faire une digression devant chaque malade et à propos de chaque maladie si nous n'avions pas pris la précaution de le faire à l'avance.

La pathologie générale comprendra donc la physiologie du délire et toutes autres généralités qui précèdent, dans un enseignement méthodique, l'étude des maladies particulières ; il faudra, par exemple, que nous ayons étudié la physiologie pathologique de l'hallucination avant d'arriver devant un halluciné, etc.

2° Dans la pathologie spéciale, je n'ai pas besoin de vous le dire, se rangent la description et l'étude de différentes formes de l'aliénation mentale. Jetez d'abord un coup d'œil sur le tableau que j'en ai fait dresser devant vous et dans lequel j'ai essayé de résumer le plan même de mon enseignement. Parcourons-le rapidement et définissons ensemble les termes qui le composent.

MALADIES MENTALES.

PATHOLOGIE GÉNÉRALE.

LÉSIONS ÉLÉMENTAIRES DE L'ENTENDEMENT.

PARTIELLES.	GÉNÉRALES.	PRIMITIVEMENT PARTIELLES MAIS TENDANT A SE GÉNÉRALISER.
Conceptions délirantes.	Dépression de l'intelligence.	Dissociation des idées.
Impulsions insolites.	Exaltation de l'intelligence.	Abolition de l'intelligence.
Hallucinations.		

LES LÉSIONS ÉLÉMENTAIRES DE L'ENTENDEMENT PEUVENT EXISTER :

1° Avec conservation de la raison;

2° Etre accompagnées de folie.

FOLIE, CONSÉQUENCE DES LÉSIONS DE L'ENTENDEMENT.

Deux espèces de folies caractérisées :

La première :

Par la perte de conscience.
Des lésions de l'entendement.

La seconde :

Par la seule impuissance de la volonté à résister à certaines impulsions.

PATHOLOGIE SPÉCIALE.

FORMES DES MALADIES MENTALES.

FORMES SIMPLES :

Curables.

Monomanie (lésions partielles).
Mélancolie (lésion générale : dépression).
Manie (lésion générale, excitation).
Folie à double forme (dépression et excitation se succédant régulièrement chez le même malade).

Incurables.

Démence incohérente (dissociation des idées).
Démence simple (abolition des idées).

FORMES MIXTES :

Combinaisons des formes curables entre elles, ou avec des formes incurables.

MALADIES MENTALES

Dues à une cause spécifique :

Délirium tremens.

Délire produit par la belladone, le datura, le haschich, etc.

Associées aux affections cérébrales suivantes ou symptomatiques de ces affections.

1° Paralysie générale;
2° Affections convulsives, épilepsie, hystérie, chorée, etc.;
3° Affections organiques locales du cerveau.

APPENDICE :

Imbécilité { Simple.
Avec crétinisme.

En suivant l'ordre même que nous avons établi, nous devons commencer par la pathologie générale; aussi voyez-vous que le cadre s'ouvre par la classification en trois groupes de lésions, savoir : 1° Lésions partielles; 2° Lésions générales; 3° Lésions primitivement partielles mais tendant à se généraliser.

Subdivisant le premier ordre de ces lésions, nous voyons qu'il comprend : 1° les Conceptions délirantes; 2° les Impulsions insolites; 3° les Hallucinations.

A. — La *Conception délirante* peut être définie une idée fausse, extravagante, ridicule ou absurde, d'une exécution impossible ou imaginaire. Il en est toutefois qui sont difficiles à caractériser nettement; mais au fond la conception délirante revient à cela. Prenons pour exemple une malade entrée hier dans notre service et que je vous présenterai aujourd'hui. Cette femme se croit depuis cinq ou six ans poursuivie par des brigands qui ont pris à tâche de la tourmenter en portant des punaises, des poux et des puces dans son grabat et dans ses vêtements. C'est pour cela qu'elle couche sur des copeaux qu'elle secoue minutieusement tous les jours. La crainte d'être couverte de vermine la fait changer de place à chaque instant; la peur du poison, car on veut aussi l'empoisonner, fait qu'elle va acheter au dehors les aliments nécessaires et qu'elle les mange sur place. Voilà une et plusieurs conceptions délirantes bien tranchées.

On a parfois occasion de rencontrer des conceptions délirantes bien plus absurdes et plus ridicules. Un malade de Bicêtre passait ses journées dans une position singulière : il était constamment debout à la même place, la main gauche appuyée sur la hanche, la maindroite étendue en avant et en bas. Devenu convalescent, il expliqua qu'il s'était cru transformé en théière. Son bras gauche représentait l'anse et son bras droit le bec de la théière.

Vous lirez encore dans les œuvres de Pinel l'histoire d'un malade qui prétendait, à l'aide d'un autre homme comme lui, transporter l'hôtel du Val-de-Grâce dans le jardin des Tuileries.

B. — Les *Impulsions insolites* ne sont guère plus difficiles à définir, ce sont des tendances, des propensions à tels ou tels actes désordonnés. L'exemple que j'ai cité il y a quelques jours à l'Académie de médecine peut très-bien servir à vous en donner une idée.

Il s'agit d'une femme qui, s'étant maladroitement servi d'un rasoir pour faire disparaître quelques poils trop noirs qu'elle portait sur la lèvre, a été prise d'un grand tremblement et d'une frayeur telle que depuis quinze mois la vue d'un couteau la fait frémir; elle n'ose plus approcher du meuble où se trouve le rasoir, craignant de ne pouvoir résister à l'impulsion qui la porte à le prendre et s'en servir contre elle-même et contre les autres.

Voilà l'impulsion insolite; il peut y en avoir de plusieurs espèces : tel malade est poussé à mettre le feu, tel autre se sent entraîné à voler, tel autre aux actes les plus bizarres. Je crois que je n'ai pas besoin d'insister pour vous faire comprendre ce que nous entendrons désormais par l'expression : *Impulsion insolite ;* passons à l'hallucination.

C. — L'*Hallucination* est une maladie que nous étudierons longuement, parce qu'elle est plus complexe; mais sa définition la plus simple se réduit à ceci : l'hallucination est la sensation perçue en l'absence ou malgré l'absence de toute excitation extérieure des organes des sens. Ainsi l'halluciné voit des objets qui n'existent pas : des fantômes, des animaux, etc.; il entend des voix qui lui parlent, sent des odeurs sans réalité extérieure, etc. Chacun des cinq sens est sujet à de telles erreurs. Le soin que je me propose d'apporter à l'étude de l'hallucination, me permet de m'arrêter là pour aujourd'hui, persuadé que vous comprenez ce que c'est que cette lésion, comme vous avez compris ce qu'étaient les deux autres.

Telles sont donc les trois lésions partielles de l'intelligence. Examinons maintenant les deux lésions générales, ou les deux états généraux que j'ai institués dans le tableau et que je désigne avec les auteurs par les mots de : 1° *Dépression* et 2° d'*Excitation*.

A. — La *Dépression*, vous le devinez, messieurs, se manifeste par une difficulté plus ou moins prononcée dans l'exercice intellectuel ; c'est la lenteur, c'est l'embarras des idées. Le malade a de la peine à formuler un jugement, à rappeler ses souvenirs. A l'énergie et à la lucidité normale des facultés se sont substitués l'abattement et l'obscurité de ces mêmes facultés, etc.

L'expérience vous démontrera de plus que cet état de dépression se lie à un sentiment de tristesse inévitable, et réagit bientôt sur l'organisme tout entier. L'influence de la dépression intellectuelle se fait d'abord sentir sur la vie de relation, puis sur la vie organique.

Ainsi, d'une part, la voix est faible et cassée, les mouvements sont lents; le sujet se complaît dans l'inertie, ou ne s'agite que pour résister au mouvement qu'on veut lui donner. Il fuit les interrogations pour ne pas avoir la fatigue d'y répondre, etc. Vous pouvez vous-même achever le tableau de cet état.

D'autre part, la circulation se ralentit, les extrémités se refroidissent, les sécrétions diminuent, l'appétit se perd, une constipation opiniâtre s'établit. Nous pourrions ainsi, en forçant les choses, arriver jusqu'à la mort par défaut d'activité.

Maintenant peut-on vraiment contester que cette lésion soit un état général? Dira-t-on que la tristesse, qui en fait le fonds primitif, soit une lésion partielle? Dira-t-on qu'il n'y a là que telle faculté, tel sens, telle fonction qui soit déprimé? Mais il ne faut qu'un peu d'attention pour voir que ces dépressions partielles sont des effets de la dépression totale du malade. Dans quel organe particulier, dans quelle faculté isolée gît la tristesse? demanderons-nous à ceux qui voudraient faire de la dépression une lésion partielle. La dépression peut être très-légère ou très-forte, mais elle constitue toujours un état morbide général. Passons à l'excitation.

B.— *L'Excitation*, considérée comme lésion générale de l'intelligence, offre les caractères opposés à ceux de la dépression. Ici, en effet, les idées au lieu d'être lentes se produisent avec une rapidité extrême ; au lieu de faire défaut, le malade ne peut ni en arrêter le mouvement ni en modérer l'exubérance, etc. Dans les degrés peu élevés de l'excitation, le malade s'étonne lui-même de sa facilité de conception inusitée : ainsi tel se met à écrire qui ne s'en croyait pas capable ; tel entreprend une composition à laquelle il n'eût jamais songé dans sa condition normale. Ce sont là des signes du début de cet état d'excitation générale, qui, dans son degré extrême, se traduit par l'incohérence des idées, une agitation incessante, etc.

Comme la dépression, l'excitation a son retentissement opposé sur l'organisme : sur la vie de relation et sur la vie organique. L'énergie des facultés se traduit d'ordinaire par un surcroît de force et d'activité musculaire qui surprend, et les fonctions de nutrition participent de leur côté à cette augmentation d'énergie morbide.

A. — *Lésions qui d'abord partielles tendent bientôt à se généraliser.* Ces lésions, qu'on pourrait appeler mixtes, sont de deux sortes : La première consiste dans la dissociation des idées entre elles, mais surtout avec les signes qui les représentent.

Je vous montrerai ici une femme qui semble toujours avoir quelque chose à vous dire ; les paroles ne manquent pas, mais elles ne constituent jamais une phrase, et en tout cas ne représentent jamais la chose qu'elle veut exprimer. Des faits de cette nature se manifestent encore, mais à un moindre degré, à la suite des hémorrhagies cérébrales. Ainsi j'ai vu à Charenton un malade de cette espèce qui ne pouvait guère dire que ces trois mots : *Mes défenses quelconques*. Venait-il de voir son fils, il disait : *Je viens de voir, mes défenses quelconques*. Pour demander son habit c'était : *Donnez-moi, mes défenses quelconques*. Vous verrez enfin une autre femme qui ne dit pas quatre mots qu'on puisse associer, et cependant l'expression de sa physionomie semble témoigner qu'elle a une idée, seulement les mots ne servent pas l'idée, au contraire. Les cas sont très-variés, mais leur fonds générique est le même : c'est la dissociation des idées et l'incohérence des expressions.

Cette lésion est d'abord tout à fait partielle, le malade cause plus ou moins longtemps sans qu'on s'aperçoive de rien, mais bientôt une phrase composée de mots bizarres, qu'il est impossible de comprendre, vient éveiller votre attention. Peu à peu ces phrases deviennent plus fréquentes, et le malade tombe graduellement dans la démence.

B. — Quant à l'*Abolition* des facultés intellectuelles et des idées, le mot abolition exprime tout ce que je veux dire : le cercle intellectuel s'est rétréci de jour en jour, les questions qu'on adresse au malade restent sans réponse, il vous regarde d'un air stupide. Le flambeau s'est éteint ou ne jette plus que de pâles lueurs à peine suffisantes pour témoigner de l'activité ancienne. Il y a beaucoup de cas où la lésion commence isolément par l'affaiblissement partiel de la mémoire, le jugement conservant encore toute son intégrité et la volonté toute sa force. Mais nul doute aussi que chez d'autres malades, qui ne sont peut-être pas moins nombreux, la lésion ne s'étende d'emblée à toutes les facultés intellectuelles. Je n'ai pas besoin ce me semble d'insister sur cet état que vous concevez facilement.

Voilà, messieurs, l'énumération un peu rapide des lésions élémentaires de la folie, et je me hâte d'ajouter, pour être conséquent à nos prémisses, que toutes ces lésions peuvent se présenter chez l'homme sans qu'il y ait rigoureusement aliénation mentale. D'ordinaire malheureusement, il faut bien le reconnaître, elles sont associées à l'aliénation et conduisent très-vite au délire ; mais la conséquence n'est pas absolue. Cette remarque indiquée dans le tableau de ma classification est importante ; surtout sous le rapport médico-légal.

Il est très-nécessaire, en effet, de savoir si, chez l'aliéné qu'on vous requiert d'examiner, l'aliénation a toujours compliqué la lésion, ou si elle lui est postérieure. Il est surtout indispensable, après avoir constaté la lésion, d'être bien fixé sur la manière dont le malade l'apprécie. Mais, répétons-le, les lésions de l'intelligence ne sont pas la folie ; et la preuve, c'est que nous pouvons les rencontrer avec la conservation de la raison et l'empire de la volonté..

J'aborde, messieurs, la pathologie spéciale de la

folie. Maintenant que nous connaissons les lésions élémentaires et les états fondamentaux de l'aliénation, nous allons devancer la fin de cette leçon, et nous figurer que les malades que je dois vous présenter passent déjà sous vos yeux. Il s'agit donc de chercher et de trouver chez chacun d'eux les lésions élémentaires, et de voir comment elles se groupent, s'associent pour constituer les formes diverses de la folie.

La méthode qui doit nous guider ici est celle qui procède selon la nature : quand on veut examiner un objet, on l'examine d'abord en masse ou en bloc, c'est-à-dire dans son ensemble et sa généralité, ensuite on descend aux détails que l'on étudie l'un après l'autre. Notre premier soin sera donc de considérer l'état général de l'intelligence et de ses facultés.

a. Voici un premier malade, le premier qui se présente, sa figure est calme, sa physionomie naturelle, sa tenue devant nous est convenable. Rien de tout cela ne décèle un désordre intérieur, rien ne nous dirait que nous avons affaire à un malade. Les sujets de cette apparence sont nombreux, messieurs, il ne faut pas s'y tromper. M. Guislain, que je vous citais en commençant, a très-bien dit de ces fous : *Ils ont le masque et le geste de l'homme normal.* Vous en rencontrez tous les jours dans les rues et vous ne les distinguez pas des hommes sains d'esprit.

Si nous allons plus loin que l'apparence; si, dis-je, vous les interrogez, vous serez étonnés, avertis que vous êtes de leur état mental, de les entendre vous répondre avec la convenance de la plus complète raison : rien dans les paroles, rien dans leur débit, rien dans l'expression générale, ne vous révèle ce que vous cherchez, et vous en êtes à vous demander si c'est bien là le malade que vous croyiez lésé dans ses facultés? Et vous êtes près de déclarer que l'individu vous paraît sain d'esprit, comme vous déclareriez bien portant un prétendu paralytique qui exécuterait en perfection tous les mouvements.

Ce n'est là, messieurs, qu'un premier examen; vous n'avez recherché que les lésions générales, et vous avez trouvé que l'individu ne pèche pas précisément par-là ; mais après le premier examen vient celui qui a pour objet les lésions partielles de l'intelligence. Informez-vous donc si le malade a des Conceptions délirantes, des Impulsions désordonnées ou des Hallucinations; cherchez encore s'il n'y a pas un peu de dissociation d'idées, un peu d'affaiblissement intellectuel, etc.

Et supposons qu'au terme de notre investigation vous trouviez en lui, plus ou moins distinctes, deux espèces de lésions partielles : soit des conceptions délirantes et des hallucinations.

Quel nom donnerez-vous à cette maladie mentale dans laquelle les apparences sont si trompeuses, qui n'offre aucune lésion générale des facultés, et nécessite souvent une exploration si attentive pour faire découvrir un désordre limité de l'intelligence?

Cette maladie, messieurs, c'est la monomanie. Nous ne vous parlons pas des critiques grammaticales qu'on a adressées à cette dénomination. Nous voulons rester avant tout dans la pratique, et ce serait mal employer notre temps que de nous attacher à des querelles de mots sans importance.

Vous comprendrez la monomanie comme Esquirol l'a comprise lui-même. Ce sera pour vous, comme pour l'illustre médecin de la Salpétrière, un désordre intellectuel concentré sur un objet ou sur *une série d'objets circonscrits*. Avant tout, messieurs, vous opposerez cette forme si remarquable par la netteté des idées, par la facilité de l'exercice intellectuel, aux autres formes que nous allons bientôt vous signaler, et dans lesquelles l'intelligence tout entière est altérée.

Que le malade ait une seule idée fausse ou qu'il en ait dix, là n'est pas pour le médecin clinicien le point le plus important.

L'intelligence embrasse des horizons si étendus, elle est si féconde dans ses manifestations et se prête à tant de combinaisons variées, que des lésions partielles, même assez nombreuses, peuvent rester cachées et comme enfouies dans ce grand ensemble sans nuire en apparence à l'exercice intellectuel.

Quant aux objections d'une autre nature adressées, non plus à la dénomination, mais à la doctrine même des monomanies, nous les examinerons en temps et lieu. En attendant, le mot monomanie reste acquis à la pratique qui ne peut s'en passer. Il restera pour nous, comme pour Esquirol, synonyme de délire partiel ; seulement, nous lui donnerons ici une extension beaucoup plus grande.

Pour Esquirol la monomanie n'était qu'une forme du délire partiel, il en embrasse, au contraire pour nous, toutes les formes, sans exception. Je me borne ici à mentionner ce fait, remettant à le discuter lorsque je traiterai de la monomanie et de la mélancolie.

Je reviens, messieurs, à l'examen que nous avions commencé.

Votre diagnostic vous a donc conduit d'investigation en investigation à la découverte d'une Monomanie; vous déclarez en conséquence que votre malade est un monomane.

b. Voici, messieurs, un autre aliéné : sa physionomie est triste, sa démarche lourde, sa tenue générale indique l'abattement, etc. Interrogez-le; ses réponses sont courtes, lentes, faites à voix basse; en un mot il est visible qu'on l'importune en le faisant parler. L'inertie d'esprit s'allie ici à l'inertie du corps. Le goût du repos, de la solitude domine tout.

Le monomane interrogé qui ne répond pas s'abstient par préoccupation intérieure ou par obstination. Ici la brièveté des réponses où le silence viennent d'inactivité intellectuelle ou d'impuissance. Le monomane a la force de vouloir, celui-ci au contraire vous laisse apercevoir qu'il voudrait répondre et qu'il ne le peut pas, ses idées n'ayant pas l'activité suffisante pour le faire. En général les réponses du malade vous feront découvrir des conceptions délirantes de nature triste ; mais vous constaterez dans tous les cas un sentiment de tristesse, un état d'angoisse, des peurs sans motif, etc., etc. Tout cela se reflète toujours plus ou moins sur la physionomie du malade.

Nous avons affaire ici à une forme que nous pouvons déjà nommer; c'est la ***Mélancolie.***

Notre second malade est donc un mélancolique; examinons-en un troisième.

c. Ce troisième malade, vous le pressentez, messieurs, puisque nous choisissons nos sujets, nous offrira les caractères morbides opposés à ceux du second. Nous venons de voir le tableau de la dépression, nous allons voir le tableau de l'excitation. Ce maladea en effet le visage animé, les yeux brillants, les mouvements brusques et rapides; sa parole est vive et continue; l'agitation sur place est incessante; les actes de violence sont imminents. Chez le mélancolique c'était l'inertie, chez le maniaque, c'est l'énergie. Je viens de le dire nous avons ici affaire à la *manie.*

La Manie constitue donc le troisième genre de maladies mentales.

L'an passé encore je ne parlais dans l'ébauche de cette classification que de ces trois genres de lésions générales. Quand j'avais inscrit en effet l'Excitation pour le maniaque, la Dépression pour le mélancolique, l'état d'équilibre des facultés pour le monomaniaque, je croyais avoir tout dit et être complet. Mais voici qu'en étudiant plus attentivement les faits regardés par les auteurs comme des alternatives de la manie et de la mélancolie, il m'a semblé qu'il serait plus conforme à la vérité de réunir ces faits en un nouveau genre de lésion que j'ai désigné sous la dénomination de *Folie à double forme.*

La succession de la manie et de la mélancolie, ou, si vous aimez mieux, de la dépression et de l'excitation, et *vice versa*, avait été observée par presque tous les praticiens spéciaux ; mais quand on en venait à l'interprétation scientifique de ce fait, c'était pour les uns, je l'ai dit, une sorte d'alternance plus ou moins régulière; pour les autres, c'était une succession de formes purement fortuite; rien d'essentiel ne liait la dépression à l'excitation; l'une venait après l'autre, cela se rencontrait ainsi; l'aliéné enfin passait d'une maladie à une autre. On alla même jusqu'à croire que la forme qui venait en seconde ligne pouvait être considérée comme un effort critique de la première, ne remarquant pas que la prétendue crise durait souvent autant que la maladie elle-même.

Mais la multiplication des cas, l'examen des observations qu'ils fournissent, la loi qui régit cette succession, demandaient une explication nosologique plus conforme à la réalité. C'est ce que j'ai tenté de faire en liant les deux états ou formes successives, et en les considérant comme les deux périodes d'un seul *Accès*. J'ai appelé cette maladie mentale, je vous l'ai dit, *Folie à double forme*, le même accès présentant, dans une succession naturelle, l'excitation et la dépression.

Malgré l'évidence que paraît avoir acquis l'existence de cette maladie nouvelle, je vous demande de ne l'admettre que provisoirement c'est-à-dire jusqu'à ce que le temps soit venu pour nous d'examiner sur quelles observations de fait et sur quels fondements repose l'existence valable de ce quatrième genre. En attendant, observez vous-mêmes ou rappelez vos souvenirs, vous trouverez peut-être des personnes de votre connaissance, les cas ne sont pas fort rares, qui, durant une semaine, un mois, une saison, semblent sous l'empire d'une excitation quelconque, et la semaine, le mois, la saison qui suit sous l'empire d'une dépression qui leur fait tenir une conduite opposée. Si c'était l'activité exagérée vous voyez succéder l'inertie, le dégoût des affaires, la tristesse sans cause, *et vice versâ*. Aux débuts, comme dans toute maladie chronique, les deux états sont peu prononcés, mais le progrès du mal tranchera les différences, jusqu'à la folie bien caractérisée.

d. Notre quatrième malade offrira donc, selon la période dans laquelle nous l'observerons, les caractères de l'excitation maniaque ou de la dépression mélancolique. S'il s'agit d'un premier accès et de la première période, il nous sera difficile d'asseoir notre diagnostic; dans tous les autres cas c'est en consultant la marche de la maladie que vous reconnaitrez la folie à double forme, qui offre d'ailleurs en général, comme nous le verrons, quelques caractères spéciaux. Nous commencerons aujourd'hui même à les constater chez deux femmes qui, à elles deux, vous présenteront la folie à double forme au complet. L'une se trouve dans la période d'excitation, avec agitation extrême; l'autre dans la période d'abattement.

Voilà donc quatre genres de folie que nous avons successivement rangés sous les dénominations de monomanie, de mélancolie, de manie et de folie à double forme.

Ce sont là, messieurs, les quatre formes curables. Il nous reste, pour compléter notre division, à examiner deux malades placés dans des conditions plus fâcheuses, et dont les lésions intellectuelles sont constamment incurables.

Ces deux malades ont les apparences de la meilleure santé physique. Nous constatons que les fonctions de nutrition s'exécutent bien. C'est là ce qu'ils ont de commun. Voyons en quoi ils diffèrent.

Le premier a les traits relâchés, et sa physionomie offre l'empreinte d'une dégradation intellectuelle profonde. Sa tenue est d'ailleurs négligée et indique l'absence de tout soin de propreté. Les questions que vous allez adresser au malade resteront sans réponse ; il vous regardera d'un air stupide et ne semblera pas comprendre ce que vous lui demandez. Vous apprendrez que cet état est venu lentement, graduellement, et qu'il est arrivé à ce degré extrême après plusieurs années de durée. Vous saurez que c'est d'abord la mémoire qui s'est affaiblie, surtout la mémoire des faits récents, puis, peu à peu les idées sont devenues plus rares, et le malade a fini par présenter les signes de stupidité que vous observez aujourd'hui chez lui.

Le second aliéné conserve plus d'activité, sa physionomie est plus animée, ses traits moins relâchés, sa tenue aussi est meilleure. Si vous interrogez ce malade, vous serez frappé de l'incohérence et du décousu de ses réponses. Les paroles qui se suivent n'ont entre elles aucun lien et il est impossible de leur découvrir un sens raisonnable. Ce sont comme des fragments de pensée, et vous constaterez que les éléments intellectuels sont dissociés ou bouleversés. Parfois le malade s'animera, il semblera vouloir exprimer nettement une série d'idées, mais il ne parviendra à trouver que des mots sans suite et vous reconnaîtrez que dans ce moment c'est l'incohérence des expressions qui domine.

Ces deux derniers malades sont atteints le premier de *démence simple*, le second de *démence incohérente*.

Nous voici parvenus, messieurs, à la constatation et au signalement des six formes de la folie, au nombre desquelles nous avons pu distinguer les quatre premières sous le titre de *curables*, indiquant par-là que les deux dernières sont *incurables*. Il me reste maintenant à vous prémunir contre la pensée que donne naturellement toute classification. A la manière dont les formes sont théoriquement tranchées dans les cadres de cette espèce, même dans ceux que l'on a voulu rendre le plus pratique possible, vous seriez portés à croire que les choses se présentent dans la nature avec ce même caractère de netteté. Malheureusement, il n'en est pas ainsi, et s'il y a des maladies dont le diagnostic différentiel est facile, parce qu'elles sont pures et dégagées de toute complication, il en est d'autres où, trouvant les traces de plusieurs formes à la fois, vous pourriez être découragés, et peut-être même seriez-vous tentés de croire, que toute classification est inutile et qu'il faut y renoncer, parce qu'elles ont l'inconvénient de faire supposer une précision à laquelle la nature ne se prête que trop rarement.

Les formes que l'on appelle *mixtes* et sur lesquelles on a beaucoup insisté dans ces derniers temps sont, en effet, nombreuses, et les plus fréquentes résultent de la combinaison des formes incurables avec les formes curables. Rien n'est plus ordinaire, par exemple, que de voir un monomaniaque ou un mélancolique avec un commencement de démence; il n'est pas rare non plus de rencontrer les phénomènes de la manie associés avec ceux tout opposés de la mélancolie. J'ai observé, récemment encore, trois ou quatre aliénés épileptiques qui présentaient de l'agitation avec les signes d'un délire évidemment mélancolique; ce sont des réactions de l'activité qui s'élèvent comme du sein de la dépression.

Cependant, messieurs, si nombreuses que soient les formes mixtes, je ne crois pas qu'elles puissent en aucune façon justifier l'opinion qui tendrait à nous faire renoncer aux classifications. Nous les conserverons donc en nous appliquant à les rendre moins imparfaites par une étude persévérante. Pour nous encourager dans cette voie, rappelons-nous tout ce que les travaux d'Esquirol ont déjà réalisé de progrès en séparant nettement l'idiotie congéniale de la démence et la démence aiguë de la démence proprement dite. Rappelons surtout la découverte de la paralysie générale, qui, de mieux en mieux étudiée, depuis les travaux de M. Bayle et ceux de M. Calmeil permet aujourd'hui de diviser les vésanies en deux grandes classes, les unes idiopathiques et les autres symptomatiques.

Laissons donc, messieurs, de côté les objections qu'on oppose aux classifications, et arrêtons-nous à la grande division que je viens d'indiquer.

Il ne suffit pas, en effet, en explorant les aliénés soumis à votre examen, de constater les symptômes de la monomanie, de la mélancolie, de la manie, de la folie à double forme, ou de reconnaître que le malade est atteint de démence, il faut aller plus loin et vous appliquer à savoir si ces diverses formes ne sont pas associées à une lésion des mouvements.

Vous aurez à rechercher ainsi l'épilepsie, l'hystérie, la chorée, mais surtout la paralysie générale dont le début est souvent si insidieux et d'une constatation si difficile.

Rien de plus important pour le pronostic pour le traitement que cette distinction des aliénations mentales en idiopatiques et en symptomatiques.

Ce sera donc dans tous les cas un des points principaux de votre examen.

Cette distinction peut toujours à mon avis, à de rares exceptions près, être établie dès le début de la maladie. Il est en effet bien curieux et bien digne de remarque que les lésions des mouvements consécutives aux troubles de l'intelligence sont très-rares, tandis que le contraire est très-fréquent. Si le malade au moment où vous l'examinez n'offre aucun symptôme d'une lésion des mouvements, ne craignez pas qu'il en survienne plus tard, ou bien ces cas ne seront que des exceptions bien plus apparentes que réelles.

Depuis cinq ans, j'ai adopté pour règle de conduite, dans mon service, de classer les malades entrants en deux catégories : celle des maladies mentales proprement dites et celle des maladies mentales associées à des lésions du mouvement. A cet effet, j'ai institué deux registres correspondant à ces divisions. Dans celui qui est destiné aux aliénés atteints des diverses lésions du système locomoteur, vous trouverez la paralysie générale, l'épilepsie, l'hystérie, la chorée, les affections locales du cerveau. L'autre registre renferme l'observation de tous les aliénés qui ne présentent aucune de ces lésions et qu'on peut dès lors considérer comme atteints d'aliénation simple ou idiopathique.

Outre les vésanies idiopatiqnes et les vésanies symptomatiques d'une lésion des mouvements, vous aurez encore à rechercher une classe qui forme entre elles une sorte d'intermédiaire, je veux parler des aliénations mentales dues à une cause spécifique et principalement aux abus alcooliques. Là se trouvent aussi ces délires passagers provoqués par la belladone, la datura, etc., et dont nous voyons de temps en temps quelques exemples dans nos asiles.

Je viens, messieurs, de parler de folies idiopatiques et de folies symptomatiques, et je crois devoir vous faire remarquer qu'il ne s'agit ici que d'aliénations mentales symptomatiques d'une autre affection cérébrale.

Quant aux folies symptomatiques d'affections du cœur, de l'estomac, de l'intestin des voies urinaires, je ne crois pas qu'on puisse en faire une classe spéciale.

Les maladies dont je viens de parler exercent certainement chez quelques sujets prédisposés, et dans certaines circonstances, une influence très-marquée sur les désordres des facultés intellectuelles et morales; mais cette influence est susceptible d'explications très-diverses.

Si dans certains cas, comme il arrive quelquefois, par exemple pour les vers intestinaux, les lésions intellectuelles peuvent jusqu'à un certain point être considérées comme une conséquence directe, bien plus souvent la folie n'est qu'un effet indirect des maladies dont j'ai parlé.

Tantôt c'est après avoir altéré profondément la constitution, après avoir amené un état d'anemie qu'elles produisent les dérangements de l'intelligence.

Dans d'autres cas, il n'est pas possible de méconnaitre l'influence du chagrin qu'elles ont longtemps entretenu, des perturbations qu'elles ont amené dans l'existence du malade, etc.

L'étude des faits dont je parle ici rentre donc dans l'étiologie de la folie, et c'est alors seulement que nous devrons les examiner et les discuter.

Vous voyez donc, messieurs, que nous pouvons, pour la classification des diverses espèces de folie, nous borner à admettre des aliénations mentales *idiopatiques*, des aliénations *symptomatiques* d'affections cérébrales qui se traduisent par des troubles dans le système musculaire, et enfin des folies dues à une cause *spécifique*.

Cherchons, messieurs, à résumer tout ce qui précède dans l'exploration d'un aliéné.

Le premier point que vous ayez à étudier c'est l'état général de l'intelligence.

Les facultés intellectuelles ont-elles subi une dépression plus ou moins profonde? Constaterez-vous au contraire les symptômes d'une excitation plus ou moins vive.

Le malade est-il de ceux qui n'offrent, sous ce rapport, aucun symptôme appréciable et dont l'exercice intellectuel se fait en apparence comme dans l'état normal?

Une fois fixé sur ces trois points vous aurez à rechercher les lésions partielles. Existe-t-il des conceptions délirantes, des impulsions insolites ou des hallucinations?

Après cet examen, il restera à déterminer si l'intelligence offre des signes d'affaiblissement ou d'incohérence avec les caractères particuliers qui dénotent la démence.

Avant d'aller plus loin, vous ne manquerez pas d'interroger le malade pour savoir quelle idée il se fait de son état intellectuel, s'il a conscience du désordre de son intelligence, s'il peut ou non dominer ses impulsions maladives.

Vous êtes ainsi amené à trancher la question de folie après avoir constaté le nombre et la nature des des lésions de l'intelligence.

Le malade est alors classé, selon les symptômes observés, parmi les monomaniques, les mélancoliques, les maniaques, les aliénés atteints de folie à double forme; enfin vous pourrez rattacher son état à la démence simple ou à la démence incohérente.

Si, au contraire, vous avez constaté le mélange de symptômes appartenant à plusieurs genres, vous inscrirez sous un double titre l'une des formes mixtes de l'aliénation mentale.

Le dernier point à établir consistera à déterminer si la maladie est idiopatique ou symptomatique de la paralysie générale, de l'épileptie, de l'hystérie, de la chorée.

Telle sont les divers points à étudier successivement pour établir votre diagnostic dans un cas quel qu'il soit d'aliénation mentale. Telle est la méthode qui m'a paru la plus simple pour vous guider dans un examen qui offre souvent tant de difficultés.

En vous reportant, messieurs, au tableau, vous voyez figurer sous le titre d'appendice l'*idiotie* et le *crétinisme*. L'idiotie, comme je l'ai dit déjà, n'est pas une maladie, c'est un état congénial qu'il faut assimiler aux monstruosités. Les idiots sont incapables de se conduire eux-mêmes, ils peuvent, faute de discernement, se laisser entraîner à des actes fâcheux pour eux ou pour les autres, on doit donc légalement les réunir aux aliénés, et, comme ces derniers, les renfermer dans les asiles spéciaux. C'est ainsi que l'histoire de l'idiotie et du crétinisme devient un appendice obligé de celle des maladies mentales.

Il me reste, messieurs, à vous indiquer en peu de mots quelle sera la nature de ces leçons.

Il y en aura de deux ordres.

Les unes, théoriques, seront faites selon les divisions indiquées dans le tableau, c'est-à-dire que nous étudierons successivement la pathologie générale et la pathologie spéciale de l'aliénation. A la fin de chaque leçon, je vous présenterai toujours un certain nombre de malades offrant les symptômes ou les types se rapportant à la leçon du jour.

Dans les leçons cliniques qui alterneront avec les premières, nous passerons en revue et signalerons à votre attention tous les faits de quelque importance qui se seront présentés pendant la semaine. L'examen des malades nouvellement admises, de celles qui entreront en convalescence, et enfin les mille incidents qui surgissent dans un service de deux cent cinquante aliénées, fourniront des éléments nombreux et variés qui, je l'espère, seront pour vous une source d'instruction vraiment pratique.

Avant de terminer cette première leçon, permettez-moi, messieurs, de vous rappeler le nom du maître célèbre qui a fondé dans notre pays, et à la Salpétrière même, l'enseignement des maladies mentales. Esquirol n'a pas seulement consacré sa vie à améliorer le sort des aliénés, à éclairer par ses travaux la science des maladies mentales sur lesquelles il a jeté tant d'éclat; c'est à lui que revient l'honneur d'avoir institué les premiers cours publics sur la folie. Cet enseignement, continué pendant près de dix ans, obtint un grand et légitime succès, et les élèves se pressèrent en foule à ces leçons alors toutes nouvelles. Ce succès s'explique par la position élevée qu'Esquirol occupait dans la science et les éléments d'instruction que ne manquait pas de présenter un service de plus de mille malades. Si vous visitez, messieurs, les asiles d'aliénés dans les diverses contrées de l'Europe, vous trouverez partout, chez les médecins qui les dirigent, le souvenir de cet enseignement. Ces leçons contribuèrent alors beaucoup à répandre parmi les médecins les idées nouvelles dont la science venait de s'enrichir, et qui appartenaient pour une si grande part à Esquirol lui-même, dont elles sont aujourd'hui, la gloire.

ERRATA.— Page 10, au lieu de « caractère essentiel de folie, » lisez : DE LA FOLIE.

Paris. — Imp. Prove et Ce, 15, rue J.-J.-Rousseau.

www.ingramcontent.com/pod-product-compliance
Ingram Content Group UK Ltd.
Pitfield, Milton Keynes, MK11 3LW, UK
UKHW021025200726
13857UKWH00004B/1583